Pour conduire au mécanisme de la formation de la sérosité
dans la plèvre.

———

PREMIÈRE PARTIE.

DE L'IMPORTANCE ET DE LA NATURE

DU

MOUVEMENT DU SANG

dans l'exercice des fonctions et dans les congestions

PAR M. EUGÈNE HERPIN

docteur en médecine à Bréhémont.

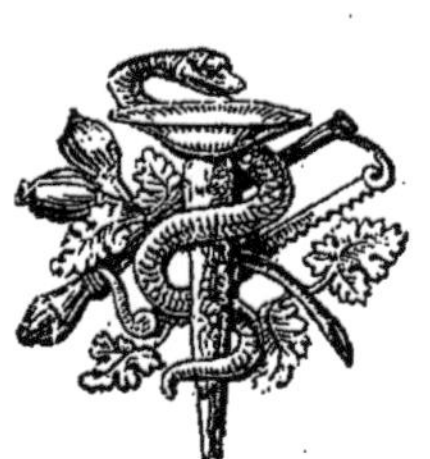

TOURS

IMPRIMERIE LADEVÈZE

1861

SINGULARITÉS DU MOUVEMENT DU SANG
DANS LES VAISSEAUX.

Tandis que les liquides répandus à la surface du globe sont soumis à des lois précises, fixes, immuables, pouvant être représentées mathématiquement par des chiffres, les liquides contenus dans nos vaisseaux, affranchis en quelque sorte des lois de la pesanteur, se meuvent d'une manière indéterminée, variable, comme les êtres organisés auxquels ils appartiennent, sont indéterminés, variables ; ils se laissent aller à certaines exagérations de mouvement en rapport avec l'état physiologique des organes, à des susceptibilités inhérentes à la force d'impulsion du sang, à des impulsions congestionnelles ou apoplectiques, qui ne se rattachent ni aux fonctions ni aux lésions, à des aberrations qui résultent de l'action de certaines causes morbides.

Le liquide sanguin arrive, avec la même impulsion, à toutes les limites de l'arbre artériel, à la partie supérieure comme à la partie inférieure, au centre comme aux extrémités ; les lois de la pesanteur s'effacent dans ce premier mouvement ; je dirais presque qu'il en est de même pour la circulation dans les veines et dans les lymphatiques. Le phénomène physiologique du cours du sang étant capable de vaincre une résistance bien autre que celle représentée par le poids du liquide, ce poids devient donc indifférent.

Le sang prend sa source dans les capillaires, afflue vers le cœur ; celui-ci l'attire et le chasse dans les artères jusqu'aux capillaires.

Il nous semblerait alors qu'il serait facile de soumettre au calcul la vitesse avec laquelle le sang se meut, la quantité de liquide traversant en un temps donné l'arbre circulaire dans chacune de ses parties ; il n'en est pourtant rien, et cela, parce que l'uniformité n'est pas plus donnée au mouvement du sang qui circule dans nos vaisseaux, qu'elle n'est accordée à la composition de tous nos tissus, qui changent à chaque instant, pour ne plus être ce qu'ils ont été, pour être différents de ce qu'ils sont; ces singularités appartiennent au mouvement de la vie.

Tels sont les caractères que nous retrouvons chez tous les êtres vivants.

CHAPITRE PREMIER.

DU MOUVEMENT DU SANG DANS LES HÉMORRHAGIES TRAUMATIQUES.

Pour constater, plus tard, la force avec laquelle le sang se transporte vers certains organes, dans les congestions et les apoplexies, nous signalerons la facilité avec laquelle le sang se dirige, par un même mouvement, de toutes nos parties, vers l'ouverture que l'on pratique, volontairement ou accidentellement, sur l'un des points du cercle circulatoire.

La connexion que les vaisseaux de tous les systèmes ont entre eux, pour fournir à l'hémorrhagie, est telle, que le liquide ne cesse pas un seul instant d'affluer avec abondance vers la plaie jusqu'à l'entier épuisement de tous les capillaires ; la syncope survient alors, le cœur bat convulsivement, et la mort, par extinction, en est la fin.

C'est ainsi que les choses se passent lorsqu'on ouvre un tronc artériel volumineux, lors de l'application de quelques sangsues chez les enfants ou les adolescents prédisposés à l'hémorrhagie capillaire, dans l'épistaxis par érosion de la membrane pituitaire, dans les saignées pratiquées sur les veines jusqu'à l'entier épuisement, enfin dans toutes les hémorrhagies accidentelles ou de causes internes.

Ainsi, nous voyons le même phénomène de transport du sang se produire, que l'on agisse sur les artères, sur les capillaires ou sur les veines; la solidarité du sang qui circule dans les vaisseaux est une.

Si nous comparons la manière dont le sang s'échappe de notre circulation avec l'écoulement des liquides contenus dans des vases, la différence est digne de remarque.

L'écoulement de l'eau dans les vases est subordonnée à la pression atmosphérique, à la hauteur de la colonne liquide de la surface à l'ouverture, à la vitesse acquise dans les conduits d'échappement, le jet est retardé, accéléré, continu, ou intermittent.

Nous ne voyons rien de semblable dans le transport du sang des capillaires au cœur, dans la contraction du cœur qui presse la colonne du sang, dans le jet saccadé des artères lésées, dans l'hémorrhagie en nappe des vaisseaux capillaires, dans l'écoulement, je dirai de source, par les veines ouvertes.

Tandis que l'écoulement des liquides dans les vases est soumis à des lois communes, le mouvement du sang dans les vaisseaux ne relève que de phénomènes qui lui appartiennent en propre.

CHAPITRE II.

ÉTUDE SIMULTANÉE DU MOUVEMENT PHYSIOLOGIQUE DU
SANG DANS L'INTESTIN, DANS L'APPAREIL MUSCULAIRE
ET DANS LE CERVEAU.

La digestion est la fonction nutritive de l'animal ; le
mouvement avec discernement distingue l'homme ; la
sensibilité intelligente nous donne l'idée de la grandeur
de Dieu. L'intestin digère, les muscles se contractent,
la peau sent.

L'intestin se sépare des muscles et de la peau par
son mode d'action, qui relève d'un système nerveux à
part. Cependant, nous le voyons se rattacher au cerveau,
de même que le grand sympathique se relie à l'axe
cérébro-spinal; et c'est par l'intermédiaire des sens que
le rapprochement commence entre la fonction digestive
et la fonction de l'intelligence; comme c'est par des filets
distincts que le grand sympathique, qui commande à la
la vie nutritive, communique avec le cerveau et les
sens.

Le sens du goût, qui est le sens nutritif par excellence, en ce qu'il inspecte les aliments et nous les fait désirer, est sollicité par les autres sens, l'odorat, la vue, le toucher, l'ouïe ; l'intelligence résume l'action de tous ces sens et les coordonne. Si le rapprochement entre le tube digestif et le cerveau est évident par les nerfs des sens, le sang qui se distribue à l'intestin, pour aider à la digestion, se distribue dans le même instant à tous nos sens, et, de plus, à certaines dépendances des systèmes musculaire et glandulaire, qui fonctionnent sous la dépendance de notre volonté, pour préparer aux fonctions purement digestives ; ainsi nous voyons, sous l'influence de l'excitation de nos sens, le sang se transporter aux glandes salivaires, dont la sécrétion est rendue volontaire, aux muscles masticateurs et à la langue, pour satisfaire à la trituration des aliments ; ce sang n'est pas celui des artères mésentériques, mais c'est le même sang.

Les muscles du pharynx sont les derniers qui agissent sous les ordres de notre intelligence ; et la déglutition est le dernier mouvement de l'appareil musculaire, soumis à notre volonté.

De même que nous voyons le cerveau, les sens, les muscles et l'intestin se toucher, et même empiéter les uns sur les autres, de même nous voyons le sang se distribuer, en même temps, à tous les organes, aux muscles volontaires qui précèdent et terminent l'intestin ; à l'intestin, pour préparer à la fonction digestive, pour concourir à l'accomplissement parfait de la digestion.

Lorsque le bol alimentaire est tombé dans l'estomac, la vie animale commence, le sang afflue par les artères pour fournir le suc gastrique ; de nouveaux produits du sang viennent bientôt s'ajouter en abondance : ce sont les sucs pancréatiques , les sucs de l'intestin , le mucus, la bile. Combien est grande la quantité de liquide apportée par le système sanguin, pour satisfaire à toutes ces fonctions !

Si nous avons été obligés d'abandonner pour un instant au grand sympathique les fonctions digestives et le sang, qui joue le principal rôle dans l'acte de la digestion , les troubles fonctionnels qui surviennent accidentellement, dans certaines circonstances , nous ramènent à l'influence des centres nerveux sur les phénomènes de la vie animale. Il suffit d'un simple frisson résultant d'une exagération de sensibilité de la peau par l'action du froid, de la vue d'un objet malpropre, d'une émanation qui impressionne d'une manière désagréable l'odorat , d'une dépravation du goût, d'un bruit qui occasionne l'effroi, ou bien encore d'une impression morale vive , pour que l'intestin et ses annexes soient dérangés dans leurs fonctions ; c'est alors que le mouvement physiologique du sang est obligé de suivre le dérèglement des organes auxquels il se distribue , et nous voyons l'estomac rejeter les aliments imprégnés de sucs gastriques plus abondants , les matières de l'intestin enveloppées et délayées par des sécrétions devenues anormales, et celles-ci précipitées au dehors , comme cela a lieu dans les indigestions : au lieu de recevoir la rémunération de son travail, le sang, sous l'impression étrangère qu'a ressentie notre intelligence, éprouve momentanément un déficit, qu'il lui faudra combler plus tard et en des temps meilleurs ; en effet, la sécrétion, surexcitée dans ce cas, est promptement suivie, après un instant de repos, d'une absorption plus active et plus sûre des aliments.

Ainsi se trouvent décrits : 1° l'action du grand sympathique sur les fonctions de la digestion ; 2º la connexion de la fonction digestive avec le cerveau ; 3º l'aide que le système musculaire vient apporter à l'intestin pour préparer et terminer le travail digestif ; 4º la solidarité d'action de tous ces systèmes, concourant à la même fonction ; 5º le sang se dirigeant dans le même instant vers tous ces instruments de la digestion, en même temps qu'il fournit les éléments indispensables à la chymification.

SYSTÈME MUSCULO-SENSITIF.

L'appareil musculaire appartient au système nerveux, comme la peau est un épanouissement du cerveau. Les muscles résument les expansions motrices de l'appareil musculo-sensitif ; les sens nous représentent la sensibilité bien plus que la substance cérébrale elle-même ; les muscles sont les nerfs moteurs ; les sens sont les nerfs sensitifs par excellence.

Le mouvement et les sensations prennent leur origine, les premiers dans les muscles, les seconds à la surface de la peau ; les cordons conducteurs se rapprochent et s'accolent les uns aux autres, puis s'entrecroisent et se confondent dans l'axe cérébro-spinal ; la conscience, chez nous, l'instinct, chez les animaux, dominent ces deux puissances de la vie animale et de la vie intellectuelle. L'appareil musculaire ainsi rattaché aux centres nerveux, dont il est un des bras, comme l'appareil sensitif en est l'autre, nous allons suivre, dans leurs actions, les expansions motrices et sensitives des centres nerveux.

Les muscles sont les agents matériels du système musculo-sensitif ; nous les avons vus, à l'entrée du tube digestif, agir mécaniquement à la manière des gens de peine, dans l'acte de la mastication et de la déglutition, et, en qualité de forces soumises à notre volonté, relier la fonction animale nutritive à notre intelligence, comme par le sens du goût notre cerveau a été prévenu de la présence et de la nature des aliments avant leur entrée dans l'estomac.

Nous retrouvons le même rapprochement à établir à la partie inférieure du tube digestif, dans le sentiment du besoin et dans l'acte de la défécation. L'intelligence est attentive et commande au tube digestif par le sens du goût, par le besoin et par la puissance musculaire, c'est-à-dire par la sensibilité et la force volontaire.

Mais si les muscles volontaires travaillent au service de la partie supérieure et de la partie inférieure du tube digestif, ils s'éloignent d'autant de la sensibilité, des sens, de la pensée; aussi, sommes-nous obligés de remarquer le rapprochement naturel qui existe entre ces muscles volontaires et les fibres musculaires de l'intestin, qui agissent dans le mouvement péristaltique sous la dépendance du grand sympathique; les uns se relèvent par la régularité que leur impose notre volonté, les autres s'abaissent, par leur soumission, aux conditions de l'animalité.

Nous venons de dire que les muscles avaient pour attribut l'action, et nous les avons rapprochés de l'intestin; si nous les observons alors qu'ils sont sous la direction d'une volonté intelligente, ils donnent lieu à des considérations d'un ordre plus relevé; ce n'est plus par la force qu'ils nous aident, c'est par la prévenance, et celle-ci sert à merveille la perspicacité de nos sens; c'est ainsi que nous nous rapprochons, par la marche, des lieux que nous sommes curieux de visiter; que nous préparons à nos sens l'attention, et à notre cerveau l'étude, la comparaison, le jugement. Nous ne saurions donc trouver un instrument plus docile pour l'exercice de la vue, de l'ouïe, de l'odorat, du goût, du toucher, que l'appareil musculaire ; et nous serions vraiment ingrats si nous lui refusions la place qu'il mérite pour les services réels qu'il rend, pour le développement de nos idées, en appropriant nos sens aux perceptions.

Entre ces usages extrêmes, qui nous montrent le rapprochement de la fonction de la digestion de celle des muscles volontaires, l'accord des muscles des sens avec les sensations, nous devons placer l'action effective des muscles dans le travail, dans la station, dans la marche ; nous rentrons dans l'appareil locomoteur proprement dit.

Les muscles de l'appareil locomoteur sont la partie active de la charpente osseuse ; ils agissent sur elle par la pression qu'ils exercent, en fixant leurs points d'appui ; ils rapprochent les extrémités des os mobiles, sur lesquels ils s'insèrent ; ils ont une puissance matérielle proportionnée à leur développement : c'est la force musculaire. Celle-ci peut être mesurée par la quantité de travail, par la longeur du chemin parcouru, par la violence des contractions, par le temps pendant lequel celles-ci ont prolongé leurs effets ; est-ce à dire que cette force physiologique pourrait être comparée aux forces physiques ? Loin de moi cette pensée ; la volonté et la vie sont là pour changer les mouvements, pour les prolonger, pour les augmenter, pour, dans certains instants, surpasser la puissance mensurable des muscles mis en action.

Le caractère de l'appareil locomoteur n'en est pas moins la force, pour la production des mouvements ;

les muscles du thorax et des bras servent surtout au travail ; ceux du bassin et des jambes à la locomotion.

Tout le sang qui part du cœur se partage entre le tube digestif et l'appareil musculo-sensitif ; la plus grande part est peut-être encore pour l'appareil musculaire.

Nous avons vu que le sang, à certaines époques, arrivait en plus grande quantité à l'intestin, et fournissait à la sécrétion des glandes et à l'acte de la digestion ; les produits qui résultaient de l'afflux du sang vers le tube digestif étaient alors des sucs, de la bile, du mucus ; le sang qui arrive aux muscles par des voies plus nombreuses, au moment de l'exercice qui leur est ordonné par notre volonté, est représenté par la vigueur, la force, et celle-ci peut être calculée par les résultats que nous montrent le travail, l'agilité, la course, la marche, etc.

Si les communications de l'appareil locomoteur avec l'intestin sont larges par les voies artérielles, elles existent également avec les centres nerveux. Le sang qui arrive au cerveau par les carotides internes, à la moëlle par les intercostales, à la peau après avoir traversé les muscles, résulte du partage fait entre l'appareil sensitif et l'appareil musculaire ; nous ne saurions alors constater un rapprochement plus parfait que celui qui nous est offert par la circulation du sang vers toutes ces parties.

La quantité de sang qui se transporte aux muscles mis en action est en rapport avec l'étendue de leurs mouvements, la violence de leurs contractions, la prolongation de leurs effets ; le sang qui affluera sera d'abord celui de l'appareil musculaire, et nous voyons les muscles actifs se développer, ceux inactifs s'atrophier ; puis les fonctions de l'intestin seront sollicitées pour fournir au sang des éléments nutritifs en plus grande proportion ; les repas deviendront plus abondants, seront plus souvent renouvelés, alterneront avec le travail ; le temps de repos que les muscles prendront à cette occasion, pendant et après le repas, non-seulement sera nécessaire à la digestion, mais encore sera une condition se rattachant à la contractilité musculaire ; l'appareil locomoteur se rapprochant, par cette circonstance, des fonctions des sens, qui obéissent à la même nécessité.

Le produit de la digestion ne suffira pas encore au travail musculaire, si celui-ci est continué, ce sera le sang de l'intestin qui suivra ; et voilà une des causes de la maigreur presque constante de l'homme des champs, et, par contre, de l'obésité chez les gens impotents ; viendra après le sang du cerveau ; c'est peut-être la raison pour laquelle les personnes à la lourde peine ont les idées plus obtuses ; et on peut expliquer par là les avantages que l'on retire de l'exercice musculaire mis à profit dans le traitement des aliénés ; ce moyen vient certainement en aide à la distraction apportée à l'exercice des sens.

Nous voyons ainsi la solidarité qui existe entre tous ces appareils, comme nous avons vu tout le sang s'échapper par la même ouverture, dans les hémorrhagies ; comme nous verrons le sang se porter, avec la même coïncidence, vers certains points, dans les congestions apoplectiques et dans les constrictions.

Nous avons constaté comment les causes extérieures exerçaient leur influence sur le sang de l'intestin, lorsque celui-ci était surpris dans la plénitude du travail digestif, et nous avons décrit les phénomènes qui s'observaient dans l'indigestion ; nous remarquerons que les mêmes causes, en agissant sur le sang qui arrive en

plus grande abondance aux muscles, peuvent également
déterminer des accidents, mais d'un tout autre ordre ; à
cause de leur plus grande importance , nous nous réser-
vons de les décrire dans un chapitre à part, lorsque nous
traiterons des épanchements dans les cavités séreuses.

Si nous cherchons à classer, d'après leur ordre d'importance , les différents agents de l'appareil musculo-
sensitif, eu égard à la subordination de leurs caractères,
pour nous servir de l'expression du savant professeur
de la Sorbonne, Blainville, nous placerons au dernier
échelon le muscle, et au premier l'axe cérébro-spinal, la
force matérielle et les idées.

Les muscles de la locomotion représentent le centre
d'action de l'appareil musculaire , et la fibre musculaire
a pour principal auxiliaire le sang.

Le sang qui se précipite avec profusion pour satisfaire aux efforts violents des muscles du thorax et des
membres, ne suit plus les muscles dans des proportions
équivalentes , lorsqu'ils déclinent jusqu'à la fibre mo-
trice non volontaire de l'intestin , et lorsque avec un
raffinement de structure, ils s'élèvent jusqu'au service
de nos sens, les instruments de nos pensées.

L'agent du mouvement volontaire et son auxiliaire, le
sang , d'un côté, l'intestin et le sang qui fournit aux sécrétions, de l'autre, se relient à l'axe cérébro-spinal ;
lorsqu'une cause étrangère variable exercera son influence sur la peau ou sur les sens, des dérèglements à
peu près semblables se remarqueront dans l'appareil
locomoteur et dans l'intestin.

Au-dessus de la fibre musculaire, nous devons placer
la fibre nerveuse sensitive.

Le nerf sensitif a pour première fonction de présider
au phénomène de l'assimilation ; le sang, ainsi surveillé,

laisse aux tissus les éléments nutritifs et abandonne son véhicule, qui est éliminé au dehors, où repris par les veines ; cette première fonction nutritive, la plus essentielle peut-être, est indispensable pour l'entretien de la vie animale ; sans elle s'éteindrait la vie intellectuelle ; c'est elle qui nous donne notre conscience d'être, le sentiment de notre existence ; à cette propriété instinctive et tonique, appartenant à la fibre nerveuse, il faut joindre la sensibilité volontaire, mise au service de l'appareil générateur et de nos sens.

La sensibilité, s'exerçant grossièrement à la surface de la peau dans le toucher, pour nous faire connaître les qualités physiques des corps, est bien plus délicate dans le simple attouchement de certaines parties, douées d'une sensibilité spéciale. La sensibilité sera un simple frissonnement, provoquant la satisfaction ou le rire, dans l'action superficielle d'un corps promené légèrement à la surface de la peau, ou sur ses appendices. Cette sensibilité sera plus marquée à la plante des pieds, à la paume de la main, sur le bord libre des lèvres ; dans certains cas elle sera exquise, ou bien elle sera cause d'impatiences. Si en même temps que cette sensibilité s'exerce nous faisons agir nos sens, nos pensées, notre mémoire, sur certaines qualités physiques ou morales d'un objet aimé, appartenant à l'un ou à l'autre sexe, y ajoutant les considérations de famille, de fortune, l'espérance d'un heureux avenir, d'un bonheur parfait, nous aurons les causes de rapprochement, d'entente réciproque, d'accord mutuel et d'union. La génération prendra son origine, nous le voyons, dans la sensibilité, dans l'action de nos sens, de notre mémoire, et se terminera par un acte matériel, auquel prendra part tout le système musculaire surexcité. La sensibilité exquise, au-delà d'une certaine limite, deviendra impatience, répulsion, douleur, et la contractilité des muscles éjaculateurs sera une véritable convulsion.

Nous retrouvons, dans ce grand acte qui nous occupe, la sécrétion spermatique, qui est une fonction animale, la contraction musculaire et la puissance de nos idées ; c'est l'animalité, le mouvement volontaire, la sensibilité et la vie. Ce mystère imposant de la reproduction de l'homme par l'homme nous laisse entrevoir toute la puissance créatrice de Dieu.

Nos idées prennent leur origine dans l'exercice de nos sens ; le cerveau perçoit les sensations, les étudie, les compare, les juge et se les rappelle ; chez le nouveau-né la vie est d'abord nutritive ; les sens s'exercent sans discernement ; nous l'entendons crier avec ou sans la faim ; nous le voyons porter à sa bouche tout ce qu'il touche, non point pour apprendre, mais par instinct.

Lorsque l'enfant est plus avancé en âge, les sens s'exercent d'abord par le jeu ; la simple perception suit de près ; puis viennent le discernement, la conscience, enfin la mémoire.

Nos sens, après avoir fourni les premiers éléments de nos connaissances, sont bientôt sollicités plus activement par notre intelligence, qui, en se développant, devient plus exigeante ; l'attrait, la curiosité, la nécessité de savoir, nous portent à l'étude, nous donnent l'application, la persévérance, la passion, et celle-ci ne s'arrête qu'à la folie.

Suivons avec ordre nos sensations, à mesure qu'elles se développent. Nos sens sont avertis de la présence de l'objet par le contact ; ses caractères nous impressionnent et sont un sujet de peine ou de plaisir ; nous l'éloignons ou nous le retenons ; dans ce cas, l'observation est plus

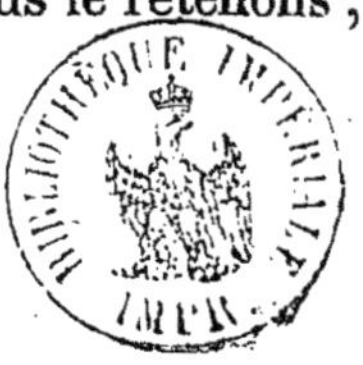

attentive; mais l'action de nos sens a une limite; ils se fatiguent, et il leur faut ou de la distraction, ou du repos. La fatigue se traduit, à la peau, par de l'impatience; à la vue, par des éblouissements; à l'ouïe, par des bourdonnements; au goût, c'est la satiété; à l'esprit, c'est l'ingratitude du travail, c'est le défaut de clarté dans les idées; la variété, le repos, le sommeil, rappellent à leur devoir toutes ces fonctions. Mais si l'attention est portée avec persistance, au moyen d'un ou de plusieurs de nos sens, sur certaines qualités plus intimes des objets, l'étude devient passion; c'est la passion des sons, la passion des couleurs, la finesse du goût, la délicatesse du toucher, la sensualité, l'amour, la gloire.

Après ces passions, qui sont l'exagération du travail de nos sens, et qui résultent de la réaction de l'intelligence surexcitée, nous devons placer immédiatement la douleur et la folie. La douleur, c'est pour nos sens l'exaltation de la sensibilité; c'est pour notre cerveau la peine morale; la folie, c'est l'aberration de nos sens et le dérangement de nos idées.

Quelque incomplète que soit cette énumération rapide de toutes nos impressions sensuelles ou intellectuelles, nous en avons pourtant assez pour juger maintenant des effets qu'elles doivent produire sur les nerfs dans leur sensibilité, sur les muscles dans leur contractilité, sur le tube digestif dans l'exercice de la digestion, sur le mouvement du sang qui se distribue en même temps à tous ces appareils.

CHAPITRE III.

DE LA FORCE D'IMPULSION INHÉRENTE AU SANG POUR LA
PRODUCTION DES CONGESTIONS ET DES APOPLEXIES.

Le sang, dans son mouvement, est soumis à l'impulsion que lui imprime le cœur, en se contractant sur lui ;
il suit l'état physiologique des fonctions des organes ;
que celles-ci soient simples ou rendues complexes par
l'indisposition, il est subordonné aux complications qui
résultent de l'action des causes morbides. La contraction
non volontaire du cœur, la modification où la contrariété
qu'éprouve le sang au moment de l'exercice normal ou
exagéré des fonctions de certains appareils, les dérèglements dans le mouvement du sang qui tiennent à une
excitation, ou à une altération, ou à une décomposition
maladive, sont pour peu de chose pour la production
des congestions apoplectiques. Le transport de tout le
sang vers un seul point dans le cas d'hémorrhagie, la
force d'impulsion du sang dans les constrictions prolon-
gées, nous donnent l'éveil sur cette nouvelle force. Si

elle est apparente, dans l'écoulement du sang qui continue de sortir jusqu'à la dernière goutte et dans les battements artériels qui accompagnent les arrêts de circulation dans les capillaires, elle sera bien plus évidente encore dans les congestions et les apoplexies.

Dans la congestion apoplectique, l'arbre circulatoire étant clos de toutes parts, aucune fuite du liquide ne vient soulager la puissance active du sang ; mais encore cette observation est de peu de valeur ; car la force apoplectique ne se mesure point ni sur la force des contractions du cœur, ni sur la quantité de sang contenue dans les vaisseaux ; les phénomènes que nous observons chaque jour dans les congestions en sont la meilleure preuve.

Les causes des congestions apoplectiques auront leur siége dans le sang ; celui-ci aura la puissance de produire l'apoplexie, s'il appartient à des individus dont les parents sont sujets aux coups de sang ; l'origine des congestions est certainement héréditaire.

Au lieu de rapprocher la constitution apoplectique de certaines remarques faites sur la stature de nos membres, de notre cou, de notre tête (et nous savons combien ces remarques nous amènent de déceptions), il devient prudent de baser son pronostic sur des observations plus vraies ; ne voyons-nous pas les congestions et les apoplexies frapper également les enfants, les adultes, les vieillards, les personnes lymphatiques et sanguines, les gens au travail et au repos, lorsqu'on est en bonne santé et dans le cours des maladies ; n'est-ce pas dire que l'état physiologique de nos organes, dans les différents âges, la plus ou moins grande richesse de notre sang qui circule dans nos vaisseaux, les causes étrangères qui amènent l'altération du sang ou des lésions de tissus, ne doivent figurer que secondairement parmi les causes des apoplexies? Aussi, dirons-nous seulement, certaines saisons, certaines circonstances atmosphériques, l'habitation de certains lieux, certaines manières de vivre, la satisfaction ou les peines morales, lorsqu'à elles seules elles ne peuvent produire ni détruire la constitution apoplectique, auront une action sur la plus grande fréquence des attaques; c'est que les causes étrangères exercent leur action aussi bien sur le sang qui est dans des conditions physiologiques normales, que snr celui qui est entaché héréditairement du principe inhérent à la constitution apoplectique.

Le sang se transporte subitement et de son propre mouvement au cerveau, à l'estomac, au poumon, aux muscles, aux reins, etc.; les signes qui nous montreront la congestion varieront avec les organes qui en seront le siége; mais nous ne cesserons un instant de voir la même cause pour les différentes lésions qui en résulteront.

Les phénomènes et les symptômes des congestions sont généraux, et appartiennent à toutes les congestions, ou locaux, et nous en marquent la spécialité.

Les symptômes généraux sont prodromiques. le plus souvent l'individu est prévenu des accidents congestionnels par la conscience d'un état inaccoutumé de sa circulation; il est lourd dans ses mouvements, se fatigue de peu de travail, s'endort à toute heure; son sommeil est assujétissant, accompagné de visions obscures, entrecoupé de secousses convulsives qui le réveillent; le cœur bat d'une manière désordonnée après la moindre excitation morale ou corporelle; les pulsations sont portées au point de faire croire aux personnes placées sous leur influence que les parois de la poitrine vont se briser, que le cerveau est soulevé, que les artères vont

se rompre ; l'étourdissement, les éblouissements les aver-
tissent ; la résolution des membres, la syncope, qui survient parfois, les inquiètent ; la continuation, la réapparition périodique des mêmes accidents, plus exaltés
encore, les obligent à parler de leur état et à consulter
le médecin. En dehors de ces faiblesses, de ces défail-
lances passagères qui se renouvellent par accès, les
digestions sont bonnes ; le travail du cerveau, celui des
muscles, ne se ressentent de rien. Le sang cherche, en
quelque sorte, dans ces différents instants, à prendre
son élan, à mesurer sa force d'action avant de s'abandonner à toute sa puissance d'impulsion, qui, permettez-
moi cette expression, deviendra dans un moment con-
vulsive.

Le sang, dans les congestions, se transporte subitement et avec violence vers certains organes, et, de
préférence, vers le cerveau et son prolongement rachi-
dien, vers l'estomac et vers le poumon ; nous constate-
rons bien des congestions ailleurs, mais en raison de
l'importance moindre des fonctions qui se rattachent à
ces autres parties, les accidents seront moins inquiétants,
et nous arrêteront fort peu.

Lorsque la congestion a été produite, le sang reste en
quelque sorte suspendu dans le point où il s'est congestionné ; la circulation, qui s'est surprise elle-même dans
son exaltation, se condamne, on le dirait, au repos. Le
pouls est lent, déprimé, presque sans impulsion ; c'est le
pouls qui caractérise les pertes de sang dans les hémorrhagies ; c'est le pouls congestionnel proprement dit ; ce
sera le signe général et pathognomonique de toutes les
congestions, de toutes les apoplexies, de toutes les
hémorrhagies.

Les signes locaux sont, pour la congestion cérébrale,

un état d'hébétude, de somnolence, dont l'individu n'est distrait qu'avec peine ; la paresse des sens, des idées, l'embarras de la parole, l'incohérence dans les réponses, qui se font toujours attendre, ou ne sont arrachées qu'après des demandes impérieuses renouvelées ; il a souffert de la tête la veille et les jours précédents ; il est étourdi ; ses jambes ont failli sous lui à plusieurs reprises avant qu'il fût arrêté définitivement ; rien ne lui fait plus mal ; il a seulement besoin de dormir ; il est désireux de couper court à toute conversation, pour s'abandonner au sommeil, qui le domine, malgré toute sa volonté. La déférence qu'il aurait, en toute autre circonstance, pour les personnes qui lui parlent, ne saurait le distraire qu'imparfaitement ; il obéit à la congestion. Si celle-ci se prolonge, ou si elle augmente, la langue s'embarrasse, tourne dans sa bouche, c'est-à-dire se dévie à droite ou à gauche ; la commissure des lèvres s'abaisse d'un côté, ce qui donne à la physionomie un aspect particulier non équivoque ; la salive n'est plus retenue aussi facilement et s'écoule au dehors. Si la congestion va jusqu'à produire l'apoplexie, les symptômes de la paralysie viennent compliquer ces phénomènes primitifs et marquer la rupture des vaisseaux, l'irruption du sang et la formation d'une collection sanguine dans l'épaisseur du cerveau et de la moëlle ; ce sont l'hémiplégie complète ou incomplète, la paraplégie, la paralysie, l'apoplexie foudroyante.

Les signes de la congestion abdominale sont : un sentiment de gêne, d'oppression, de pesanteur à la région épigastrique, restant le même dans les inspirations et les expirations forcées, lors de l'ingestion dans l'estomac des aliments ou des boissons, et persistant après le temps accordé pour la digestion ; ce qui fait

croire à la personne indisposée que les substances ingé-
rées plusieurs heures auparavant, ou même la veille,
n'ont point encore abandonné l'estomac. Cette douleur
compressive augmentant avec la congestion, le pouls se
ralentit, les extrémités se refroidissent, les traits s'af-
faissent, un tremblement nerveux, sans horripilation,
s'empare de tout le corps ; le poids sur l'estomac devient
tellement embarrassant, que le malade cherche lui-
même à provoquer les vomissements ; les efforts sont
impuissants et n'amènent que du mucus, des glaires ; le
soulagement obtenu par là n'est qu'apparent ; les douleurs reprennent avec une nouvelle violence ; l'oppression abandonne tout d'un coup l'épigastre ; c'est une
douleur de tête des plus vives qui la remplace, ou bien
encore ce sont des coliques abdominales qui font dire
que le mal est descendu de l'estomac dans les intestins ;
le besoin se fait sentir sans effets et avec ténesme. Nous
retrouvons les phénomènes de l'indigestion, mais avec
absence de produits ; ce qui explique l'inquiétude plus
grande qui vient compliquer les symptômes de la congestion. Nous revoyons, dans la douleur nerveuse de
l'estomac, dans les efforts nerveux de vomissements et
de défécation, quelque chose qui nous rappelle la constriction, l'étranglement de l'intestin dans la hernie, ou
bien la gêne et l'arrêt de la circulation dans les capillaires.

Si la force congestionnelle est portée au plus haut
degré, les parois des vaisseaux cèdent à l'impulsion du
liquide qui fait irruption dans la cavité de l'estomac ou
dans celle de l'intestin ; de là l'hématémèse, le flux sanguin hémorrhagique ; la congestion cessant, tous ces
accidents s'arrêtent ; le sujet reste avec la fatigue que
lui a occasionné la souffrance qu'il a éprouvée, ou avec
la faiblesse qui suit les pertes de sang.

La congestion pulmonaire se reconnaît aux inspirations courtes et pénibles, avec sifflement qui résulte du passage précipité de l'air dans les bronches. La respiration est incomplète; la poitrine aspire l'air, qu'elle désire d'autant plns qu'il fait défaut aux vésicules pulmonaires. La cause de la difficulté de la pénétration de l'air dans les vésicules est due à la congestion des capillaires du poumon ; le liquide sanguin ne circule plus aussi librement; la respiration n'est plus naturelle ; le cours du sang, le cours de l'air se mesurent l'un sur l'autre. L'oppression étant portée au point de faire craindre la suffocation, une perte de sang au moyen de la saignée, ou de l'application des sangsues, ou une hémorrhagie par les bronches, amèneront un soulagement immédiat. Les autres signes de la congestion pulmonaire sont ceux de l'asphyxie commençante, la turgescence de la face, l'injection des conjonctives, les narines sèches et poudreuscs, les bourdonnements dans les oreilles, les lèvres saillantes et violacées, la constriction du pharynx avec picotement, qui appelle la toux ; celle-ci est sèche, quinteuse ; le pouls, sans fièvre, est singulièrement influencé par la gène de la respiration.

Lorsque l'apoplexie pulmonaire est produite, les symptômes sont différents; l'épanchement du sang dans le parenchyme est cause d'un soulagement pour les vaisseaux congestionnnés ; la respiration redevient meilleure et plus générale, elle s'étend jusqu'au noyau apoplectique; c'est alors que l'on voit s'effacer successivement les caractères de l'apoplexie; le crachement de sang est le signe qui domine tous les autres ; le sang est peu abondant, se mêle aux mucosités des bronches et les colore en rouge, ou s'échappe avec profusion, pur, rutilant, spumeux; c'est le sang hémoptoïque, c'est le sang de l'hémorrhagie pulmonaire, c'est l'hémoptysie. Un simple picotement dans la gorge , sollicitant les plus légers efforts de toux, sera suivi de la réapparition de l'hémorrhagie. A part l'effroi qu'occasionne toujours la vue du sang, aucun trouble général ne se remarque dans les fonctions ; le mal est en effet localisé. Nous ajouterons seulement , comme conséquence nécessaire , le râle muqueux à grosses bulles, le défaut de respiration dans la partie du poumon qui loge le noyau apoplectique, l'absence de résonnance à la percussion, dans le point seulement où le sang s'est substitué au parenchyme de l'organe.

L'hémorrhagie, par son abondance, peut devenir immédiatement mortelle ; mais le plus ordinairement le crachement de sang s'arrête, ou ne se renouvelle qu'à des intervalles plus éloignés, et en moins grande quantité ; ce sont des mucosités colorées, quelques stries de sang qui arborisent les crachats ; ceux - ci deviennent moins abondants, et la guérison survient. La suppuration du caillot, l'inflammation du poumon ayant pour cause la présence du sang, devenu corps étranger, sont des terminaisons rares, et se rattachent à des complications que nous ne voulons pas aborder.

Nous devions étudier d'une manière particulière les congestions dans les trois grands centres : le cerveau, l'intestin, le poumon, parce que, dans ces trois points, on peut clairement faire la part des phénomènes congestionnels généraux, dont les effets se montrent les mêmes partout, et des accidents propres aux lésions qui y sont également évidentes ; mais nous ne saurions limiter à ces trois points les effets de la congestion.

Le sang qui colore les urines, ou s'échappe par les voies urinaires, dans l'hématurie idiopathique, est venu congestionner le rein avant de descendre dans la vessie ; nous en dirons autant de tous les épanchements de sang qui pénètrent dans la gaîne des muscles et dans toutes nos parties, et qui, s'observant le plus ordinairement chez les personnes les plus vigoureuses et sans le concours des causes extérieures, deviennent l'origine des collections de sang et des abcès sanguins.

Nous pourrions encore étendre le cercle des congestions, en y rattachant tous les épanchements apoplectiques, quelle que soit leur étendue, quel que soit le lieu où ils se sont fixés, quelle que soit l'importance des fonctions qu'ils entravent, des douleurs qu'ils occasionnent ; je ne veux pas, cependant, terminer ce qu'il y a de spécial dans les congestions, sans parler de l'épistaxis congestionnel chez les jeunes sujets, et de l'écoulement congestionnel des menstrues, chez la femme.

A l'époque de la puberté, le plus ordinairement, les enfants sont pris de saignements de nez assez abondants, et allant même quelquefois jusqu'à l'hémorrhagie ; on ne saurait dire que chez eux l'écoulement du sang est dû à une érosion de la membrane muqueuse, ou à une altération des humeurs ; ce sont, de préférence, les enfants doués d'une santé florissante, qui sont pris d'épistaxis ; l'écoulement du sang reparaît chaque jour et à peu près périodiquement, pendant toute une saison, qu'ils soient au jeu ou au repos ; le concours d'une cause physique appréciable n'est pas nécessaire ; un simple éternuement, le plus léger souffle pour se débarrasser des mucosités nasales, ou d'un embarras passager avec chatouillement et titillation tenant à la congestion de la pituitaire, est suivi, dans certains instants, du saignement de nez, et quelquefois de l'hémorrhagie nasale. Nous avons été tous témoins des congestions du cerveau et de la face chez ces jeunes enfants, et des écoulements de sang qui en étaient la résolution. A cause de leur extrême coïncidence avec les autres congestions hémorrhagiques, nous devions en faire mention; leur périodicité presque déclarée, en même temps que les époques dont elles faisaient choix, au moment de la puberté, pour établir un domicile passager, devaient aussi nous conduire aux congestions périodiques naturelles.

Le sang qui, dans le premier âge, semblait s'arrêter moins à l'utérus qu'aux autres organes, à l'époque de la puberté, vient le visiter périodiquement et le soumettre, pendant un temps déterminé, à sa domination immédiate; c'est en étant chaque mois congestionné, que l'utérus acquiert son importance physiologique et devient capable de fournir à la perte menstruelle chez les femmes et au développement du produit de la conception dans la gestation.

Bien différente des autres congestions, qui sont causes de phénomènes anormaux, les congestions de l'utérus, les pertes de sang qui les accompagnent, sont suivies d'un état de bien-être qui ajoute aux conditions de la meilleure santé; les circonstances qui appelleraient une diminution dans la congestion, ou une suspension dans l'hémorrhagie, seraient, au contraire, causes d'indispositions graves, qu'il deviendrait nécessaire de combattre. C'est que la congestion utérine est un transport naturel du sang, et la sécrétion menstruelle une fonction naturelle de l'organe.

Si déjà, par tout ce que nous avons pu dire, l'existence de la force congestionnelle dans le sang ne nous était pas acquise, le phénomène du flux périodique, chez les femmes, achèverait de nous persuader dans le sens

de cette puissance, qui est le principal caractère non pas
du sang artériel seulement, mais du sang de tous les
systèmes réunis, ce qui en fait la grande autorité.

Lorsque les congestions, en général, nous conduisent
aux apoplexies et aux hémorrhagies, qui sont des accidents toujours inquiétants, la congestion utérine, qui se
termine par l'écoulement du sang des règles, nous donne
pleine satisfaction ; aussi les précautions, les soins
éclairés qui sont apportés pour entretenir ou pour
rappeler le cours des règles sont-ils en opposition avec
toutes les mesures prises pour arrêter les hémorrhagies.

Pour juger de l'importance de la fonction utérine, il
faut l'étudier alors qu'elle est contrariée par certaines
causes extérieures, celles qui ont provoqué l'indisposition du tube digestif, celles qui agiront identiquement
pour produire les épanchements séreux pleurétiques.
Nous ne reconnaîtrons en elles que des causes trauma-
tiques auxquelles nous les comparerons ; et au lieu de
classer les modifications qu'elles déterminent au rang
des maladies internes, nous n'y verrons que de simples
indispositions dues au changement infligé au cours
naturel du sang.

Le froid aux pieds, aux mains, au corps, une impression morale inattendue, suspendent l'écoulement menstruel ; cette suspension s'explique par l'arrêt de la circulation du sang dans les capillaires de l'utérus ; les
conséquences qui en découlent sont, pour la circulation
générale, une impulsion plus grande à ajouter à la
congestion naturelle, déjà contrariée ; pour l'utérus,
un changement dans le mode d'écoulement et dans les
caractères du sang des menstrues. Ne nous étonnons
donc plus maintenant des désordres généraux qui simu-
lent l'altération du sang dans l'aménorrhée.

La modification qu'éprouve tout le système sanguin, par suite de la gène accidentellement produite dans la circulation du sang dans les capillaires de l'utérus, se traduit par une différence dans le rhythme des battements du cœur, le souffle dans les artères, une respiration courte, précipitée, en rapport avec les troubles circulatoires, la désagrégation du sang, qui est la conséquence de toute constriction.

La suppression totale de l'écoulement menstruel, ou l'écoulement imparfait du sang des règles, le changement qu'il offre dans ses caractères ne sont pas la conséquence d'une altération maladive du sang, mais bien d'un dérangement dans le mécanisme de son mouvement dans les petits vaisseaux, à l'occasion d'une cause extérieure traumatique, le froid ou le saisissement moral ; ce qui nous fait dire que, dans ce cas comme dans l'indigestion, nous ne saurions reconnaître autre chose qu'une indisposition. Le bruit de souffle au cœur et dans les artères, la décoloration des tissus, leur infiltration, auront leur explication dans la congestion, dans la constriction et dans la désagrégation accidentelle des éléments du sang.

CHAPITRE IV.

UN MOT SUR L'ORIGINE ET LA NATURE 'DE LA FORCE IMPULSIVE DU SANG.

Enrichi par les éléments nutritifs que lui fournissent les aliments, animé dans le poumon par le contact de l'oxygène de l'air, le sang arrive aux tissus vivants, les pénètre et les nourrit, et, en échange, il reçoit d'eux une impulsion qui est pour lui l'origine de ses propriétés et de sa vie.

Si nous ne voyions dans le passage du sang des artères dans les veines que ce qu'il y a de chimique et de physique, nous aurions une idée bien imparfaite de la vie de nos tissus et de notre sang ; le travail de l'assimilation est, à lui seul, assez puissant pour nous donner l'origine de la force qui nous occupe.

Nos tissus s'appartiennent à eux-mêmes ; c'est leur naissance qui les a dotés ; ils sont plus ou moins riches, et leur plus ou moins grande richesse rejaillit sur les éléments du sang ; celui-ci leur apporte la vie animale

nutritive, et il reçoit en échange des tissus, dans le
même instant, l'impression constitutionnelle, le mouvement qui lui est propre ; et celui-ci nous conduit au
principe de la congestion, qui, nous l'avons dit, est héréditaire. Le mouvement du sang est, nous pouvons le
voir, sa vie et celle de nos tissus. Ne nous étonnons
donc plus du rôle important que joue la congestion
partout où nous l'avons signalée.

Lorsqu'elle n'était qu'une simple impulsion, elle re-
portait aux organes le mouvement qu'elle en avait reçu,
et en reprenait assez pour satisfaire de nouveau aux
besoins de tous les instants. Devenant congestion physiologique, nous l'avons vue se transporter du tube
digestif aux muscles et au cerveau, pour assurer alter-
nativement les fonctions de chacun de ces appareils.
Dans la congestion apoplectique, le mouvement physiologique du sang s'est montré une force violente, compa-
rable à la contraction musculaire, et nous avons été
jusqu'à reconnaître en lui quelque chose de convulsif.
Les effets de la congestion apoplectique ont été suivis
d'un état de résolution du sang qui en a fait mieux res-
sortir le transport et la vie ; la violence du choc est
devenue telle, que les parois des vaisseaux n'ont pu
résister ; le sang s'est épanché dans l'épaisseur des organes, ou s'est échappé au dehors par les voies naturelles ; les désordres propres à chacune de ces lésions se
sont montrés avec leurs caractères spéciaux ; enfin, dans
l'indigestion et dans l'aménorrhée, nous avons décrit,
par anticipation, ce qui se passait lorsque le mouvement
du sang dans les capillaires était influencé par l'action
des causes étrangères.

CHAPITRE V.

CONGESTIONS ABDOMINALES. — TRAITEMENT.

La congestion apoplectique, venant le plus ordinairement nous surprendre sans symptômes avant-coureurs,
en présence des accidents inquiétants et graves qui
effraient tous les assistants, le médecin ne saurait rester
un moment inactif.

Dans la congestion abdominale surtout, celle que j'ai
signalée, et qui dans les localités que j'habite est la plus
fréquente (et je pense que l'attention une fois portée sur
ces sortes de congestions, on les verra prédominer sur
les autres), les douleurs suffocantes à la région épigastrique, le refroidissement des extrémités, la petitesse
du pouls, les tentatives de vomissement, la mort qui se
peint sur la physionomie du malade par l'anéantisse-
ment de ses traits, les accidents les plus graves qui
retracent les symptômes du choléra et menacent des
mêmes effets, ne nous permettent plus d'attendre.

Le traitement qui me réussit est le suivant; et,

comme il est à peu près le même que celui que je mets
en pratique pour toutes les congestions apoplectiques,
c'est pour moi la raison expérimentale de leur origine
commune.

Je pratique immédiatement une saignée ; le sang ne
circulant plus dans tous les systèmes avec la même acti-
vité, les veines qui, au dire du malade, étaient des plus
prononcées quelques jours auparavant, sont difficiles à
trouver, petites et vides ; la veine ouverte, le sang ne
sort qu'avec peine et goutte à goutte, noir et apoplectique ; ce n'est qu'avec les tentatives faites en pareil cas
pour aider le cours du sang, et après un long temps,
que celui-ci s'échappe avec jet ; le malade est immédiatement soulagé du poids qui l'oppressait, le pouls redevient plus sensible et plus vibrant.

La chaleur et le sang sont rappelés aux extrémités par
des frictions chaudes, par des synapismes, par des
boules d'eau bouillante, par une surcharge de couver-
tures et de vêtements sur les pieds. Le travail de l'intestin est dans le même instant sollicité par un cordial
approprié et continué jusqu'à ce que la chaleur et la
réaction circulatoire aient été produites, puis remplacé
par les bouillons gras, l'eau de pain sucrée et le vin,
aussitôt qu'ils peuvent être supportés. Le lendemain, un
purgatif doux avec bouillon rafraîchissant, pour achever
de régulariser les fonctions digestives.

Tous les accidents cèdent à ces seuls moyens, et
quelques jours après le malade parle avec indifférence
de l'indisposition dont il a été subitement frappé. Mais
aussi, il arrive quelquefois que la mort est immédiate,
et sur le cadavre on ne trouve rien pour l'expliquer.

S'il est facile de combattre la congestion lorsqu'elle
s'est produite, il n'en est plus de même lorsqu'il s'agit

de prévenir les congestions apoplectiques; car, pour cela il faudrait, le principe de la congestion connu, faire disparaître la disposition congestionnelle du sang, s'attacher à corriger la constitution native, ce qu'il est difficile d'obtenir dans l'état actuel de la science.

Les saignées préventives, qui enlèvent au sang et aux tissus les éléments de leur force, ne déplacent pas en proportion égale le principe constitutionnel, dont la source, loin d'être suspendue, n'en reste pas moins active; aussi, est-on revenu de l'emploi des saignées renouvelées, à époques fixes, pour prévenir les attaques d'apoplexie. Au lieu d'affaiblir le sang pour combattre son état congestionnel, l'expérience nous montre qu'on se trouvera mieux de le reconstituer; les toniques, le fer, l'iode, le quina, une nourriture animale succulente, l'usage du vin; l'administration des antispasmodiques, la digitale, le camphre, l'asa fœtida, la valériane, auxquels on se trouvera bien d'associer la belladone et l'opium, sont les moyens qui aujourd'hui ont la préférence (1). Ces substances nutritives et médicamenteuses ont un avantage réel sur les débilitants de toutes sortes. C'est en mettant le sang dans les meilleures conditions de bien-être et de calme, que les secousses apoplectiques sont éloignées ou retardées.

(1) Je me suis bien trouvé jusqu'à présent de la formule suivante pour combattre les accidents qui sont dus à la trop grande violence du sang.

Protoïodure de fer.	3 grammes.
Extrait de fiel de bœuf	2 grammes.
Poudre de valériane.	2 grammes.
Poudre d'asa fœtida	60 centigr.
Poudre de safran	60 centigr.
Poudre de camphre	60 centigr.

Soixante pilules à prendre, six par jour, deux avant chaque repas.

L'insuffisance des moyens préventifs dans les congestions et les apoplexies nous donnent encore raison sur la place indépendante et puissante qu'occupe, dans le sang, la force congestionnelle primitive que nous signalons.